EAUX MINÉRALES

DE

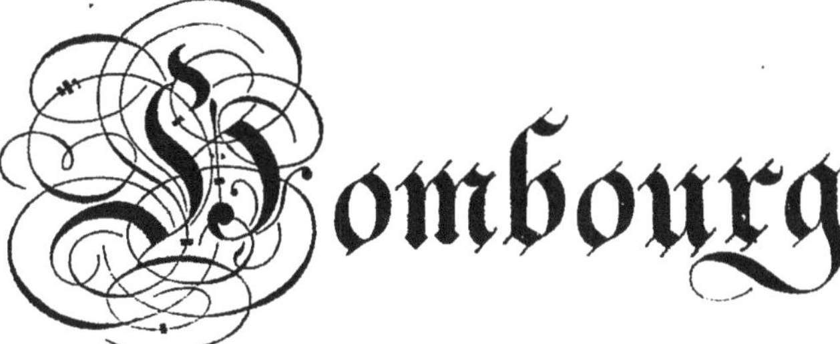

Hombourg

Près **FRANCFORT** sur le Mein.

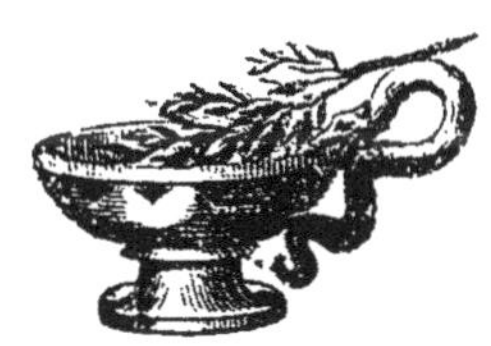

PARIS.

IMPRIMERIE ET LITHOGRAPHIE DE MAULDE ET RENOU,

Rue Bailleul, 9 et 11, près du Louvre.

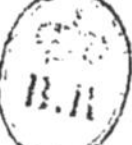

—

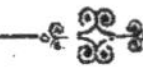

1841.

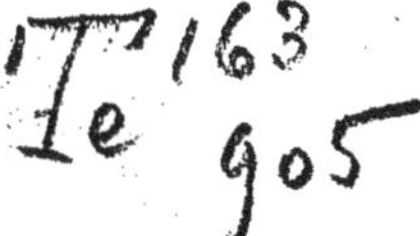

Monsieur le Docteur,

J'ai l'honneur de vous adresser une notice sur les eaux minérales de Hombourg.

J'ai essayé de constater d'abord le charme et les agrémens que présente ce séjour ; ces circonstances, quoique secondaires aux yeux de la science, n'en sont pas moins bien souvent une des causes du rétablissement de la santé.

J'ai présenté ensuite un tableau des moyens faciles et prompts qui existent pour se rendre à Hombourg, soit de France, soit d'Angleterre.

Enfin, j'ai indiqué les principales maladies dans lesquelles les eaux de Hombourg sont souveraines ; et par l'analyse que j'ai donnée des diverses sources qui s'y trouvent, vous jugerez vous-même, Monsieur le Docteur, à combien de traitemens on peut les appliquer avec efficacité.

J'appellerai surtout votre attention sur le mode de traitement, par l'emploi de l'eau-mère, provenant des salines qui se trouvent dans le voisinage de Hombourg. Vous reconnaîtrez combien il peut devenir précieux dans une foule de cas, et vous n'hésiterez pas, j'en

suis persuadé, à en ordonner l'usage aux malades con-
fiés à vos soins éclairés.

A tous les élémens de succès que les eaux de Hombourg réunissent déjà, si l'on peut encore ajouter votre
suffrage, Monsieur le Docteur, nul doute que cette
ville ne devienne le point de réunion le plus fréquenté,
car alors on s'y rendra autant par nécessité que par
agrément.

C'est dans cet espoir et plein de confiance dans
votre justice et vos lumières, que je vous prie de vou-
loir bien parcourir cette notice.

LE DIRECTEUR DES EAUX MINÉRALES DE HESSE-HOMBOURG,

Ch. MULLER.

Hombourg, le 5 avril 1841.

Notice

sur

HOMBOURG

ET SES EAUX MINÉRALES.

———◦———

Depuis long-temps les sources thermales qui avoisinent les bords du Rhin jouissent d'une célébrité à plusieurs titres méritée. Ce n'est pas seulement à cause de leurs qualités contre telle ou telle maladie qu'elles se recommandent à l'attention des savans et des voyageurs ; il est un autre motif non moins puissant qui attire surtout ces derniers : c'est la richesse et la beauté du pays qu'ils sont appelés à parcourir. Rien d'aussi admirable, en effet, que les bords du Rhin dans toute l'étendue que parcourt ce fleuve, et qui n'est pas moindre de trois cents lieues, depuis Schaffouse jusqu'à son embouchure. Un terrain continuellement accidenté, des sites variés et pittoresques, de sauvages rochers dominant de rians paysages, d'imposans et somptueux châteaux à côté de ruines romantiques, tout s'y trouve jeté à profusion pour reposer la vue, intéresser l'esprit ou occuper l'ame.

Aussi chaque année une foule considérable de voyageurs vient sur toute la longueur de ce fleuve apporter le tribut de sa curiosité et de son admiration.

Faire le dénombrement des lieux plus ou moins en

chanteurs qui sont successivement visités serait un travail de trop longue haleine pour trouver place ici. Qui déjà ne connaît d'ailleurs de réputation les villes où se donnent rendez-vous les touristes et les buveurs d'eau minérale ? Qui n'a entendu parler de Baden, de Ems, de Wiesbaden, etc. ?

Mais parmi toutes ces villes célèbres par les agrémens que l'on y rencontre et par des sources qui rendent la santé, celle de Hombourg semble destinée à prendre un rang tout-à-fait distingué. Déjà, depuis quelques années, les facultés allemandes se sont sérieusement occupées des propriétés merveilleuses de ses eaux ; leurs rapports ont été unanimes pour en vanter l'excellence et l'efficacité. De nombreuses expériences ont été faites, et des guérisons radicales ont été obtenues dans des cas considérés jusque là comme incurables.

Nous pourrions, à l'appui de ce que nous avançons, citer une multitude de faits qui en seraient la preuve, mais nous nous bornons à consigner le résultat en renvoyant, pour y faire croire, à l'analyse que nous donnons plus loin des eaux de Hombourg.

LA VILLE ET SES ENVIRONS.

Hombourg est la capitale et la résidence des princes de Hesse. Située sur un point élevé, dans une contrée nommée le Paradis de l'Allemagne, propre, élégante et régulièrement bâtie, cette ville présente toutes les commodités désirables aux étrangers ; ils sont assurés d'y trouver des logemens spacieux et commodes ; des hôtels bien tenus et à des prix modérés s'y font remarquer; on peut surtout citer avec avantage l'hôtel de Hesse, ceux de l'Aigle-Noir et d'Angleterre. D'autres sont en voie de construction, et une foule de maisons particulières offrent encore, en outre, des appartemens confortables. Les malades y rencontrent des soins attentifs et intelligens. Outre plusieurs bons médecins établis à Hombourg, ils peuvent aussi consulter les principaux médecins de Francfort qui s'y rendent chaque jour pour y visiter leurs malades ; rien enfin ne leur manque de ce qu'ils pourraient désirer.

Aussi, depuis que les eaux de Hombourg ont été mises en pratique par la médecine, chaque année voit s'accroître d'une manière sensible le nombre de ses visiteurs : c'est que tout dans cette ville et dans ses environs est, en effet, de nature à les y attirer.

Parmi les ornemens de Hombourg, le château, résidence des Landgraves, n'est pas le moins remarquable. Bâti en 1680 sur les ruines d'un ancien château, on a conservé de ce dernier une tour, nommée la Tour-Blanche, qui est célèbre dans le pays. Entièrement isolée et haute de 180 pieds, on découvre, lorsqu'on arrive à son sommet, le coup d'œil le plus ravissant, le panorama le plus étendu.

De nombreuses antiquités romaines offrent un intérêt qui éveille l'attention des voyageurs et des numismates.

Des promenades délicieuses dans la ville et aux alentours, sont le rendez-vous de la société la plus choisie ; on remarque surtout le jardin du château, d'une élégante et gracieuse simplicité, et les admirables jardins du Landgrave, tels que le Tannenwald, le

Forstgarten et diverses autres, qui sont le chef-d'œuvre de l'art dans ce genre.

C'est dans le jardin du château que pendant toute la belle saison, aux heures de la promenade, les musiciens du Landgrave exécutent des symphonies.

Hombourg possède en outre une jolie salle de bal et un casino provisoire, où l'on trouve une bonne restauration et des salons de jeux et de lecture avec des journaux allemands, anglais, français et hollandais.

Enfin, un nouvel établissement, à l'instar de celui de Baden-Baden, est en construction. Confié aux soins de l'un des plus célèbres architectes de Munich, il est exécuté d'après les dessins du château-royal de cette capitale.

Ce casino, d'une magnificence monumentale à l'extérieur, offrira au dedans le goût et le luxe qu'on ne rencontre que dans les salons de bonne compagnie.

Sous tous ces différens rapports, Hombourg n'a plus rien à envier à ses rivales.

Par sa position et son entourage, elle donne encore aux amateurs d'excursions les moyens de se procurer chaque jour de nouvelles jouissances.

Elle est environnée par des champs bien cultivés, des forêts antiques et des jardins enchanteurs.

Il serait trop long d'énumérer les sites pittoresques, les villages élégans, qui sont le but des plus agréables promenades, et qui forment en quelque sorte autour de Hombourg une riche ceinture.

Sans parler de Saalbourg, du Feldberg, de l'Alt-Konig, de Kirdorf, de Dornholzhausen, d'Ober-Wesel, tous dignes d'attirer l'attention, nous citerons surtout comme voisinage agréable la ville de Francfort, celle de Darmstadt et le village de Friederichsdorf.

Francfort, grande et belle ville, de plus de 50,000 ames, est située à trois lieues de Hombourg. On peut en quelques instans jouir de tous les agrémens de la cité, et dans une absence de peu de durée visiter les objets d'arts et de curiosité, les monumens et le théâtre que renferme cette ville.

Un service d'omnibus est établi entre Francfort et Hombourg, et les voitures passent devant les principaux hôtels pour y prendre les voyageurs.

Le trajet se fait en une heure et demie, moyennant 1 fr. (30 kreutzers).

Darmstadt, jolie ville, de 25,000 habitans, est à quatre heures de Hombourg; un service de voitures publiques est établi, et l'on peut facilement visiter les monumens, le musée, la bibliothèque et toutes les choses remarquables qui sont dans cette capitale. Cette visite est le complément ordinaire du voyage de Francfort, que l'on traverse pour s'y rendre.

Friederichsdorf, à une lieue de Hombourg, est un village français implanté au milieu de l'Allemagne: à part sa richesse et son élégance, il est vraiment curieux, pour les Français qui y arrivent, de retrouver là tout d'un coup et sans la moindre transition les mœurs, les usages et la langue pure de la patrie.

Nous aurions bien encore à citer des endroits agréables; mais, pour n'en pas omettre, il faudrait nommer tous les lieux qui environnent ou avoisinent Hombourg.

Nous sommes persuadés que le peu que nous ve-

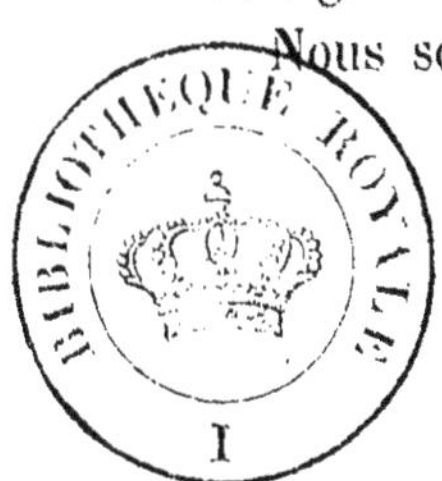

nons d'en dire suffira pour déterminer les touristes à visiter cette contrée ; ce que nous dirons plus loin des propriétés des eaux de Hombourg, décidera sûrement les malades à s'y rendre. Les facilités que présentent d'ailleurs aux uns et aux autres les divers moyens de communications qui existent avec Hombourg, soit de Paris, soit de Londres, de l'Italie ou de tout autre point, doivent nécessairement contribuer à les y attirer.

Nous allons en tracer un exposé.

MOYENS DE COMMUNICATION AVEC HOMBOURG.

De Londres à Hombourg, trois voies de communications se présentent :

La 1re par Ostende ;

La 2e par Anvers ;

La 3e par Rotterdam ;

1re ROUTE.

Par Ostende.

De Londres à Ostende, paquebots ;

D'Ostende à Liége, chemin de fer ;

De Liége à Cologne, diligences ;

De Cologne à Mayence, bateau à vapeur ;

De Mayence à Francfort, chemin de fer ;

De Francfort à Hombourg, omnibus.

D'ici à peu de temps le chemin de fer entre Liége

et Cologne sera terminé et livré à la circulation; en sorte que, de Londres à Cologne, on mettra 22 heures en tout, tant en paquebot qu'en chemin de fer.

Malgré cette grande célérité, il ne faut pas supposer que les personnes faibles ou malades ne puissent pas séjourner en route; au contraire, les heures d'arrivée et de départ sont calculées de manière que les voyageurs puissent coucher toutes les nuits.

Ainsi dans le trajet ci-dessus, on peut se reposer à Ostende, Bruxelles, Liége, Aix-la-Chapelle, Cologne, Coblentz, Mayence, et ne voyager que 10, 6, et même 3 heures par jour, si on le désire.

2ᵉ ROUTE.

Par Anvers.

De Londres à Anvers, paquebots;
D'Anvers à Liége, chemin de fer;
De Liége à Hombourg, comme à la 1ʳᵉ route.
Mêmes observations que dessus pour le parcours de Liége à Cologne, et pour les stations de nuit.

3ᵉ ROUTE.

Par Rotterdam.

De Londres à Rotterdam, paquebots;
De Rotterdam à Cologne, bateaux à vapeur;
De Cologne à Hombourg, voir 1ʳᵉ route.

DE PARIS A HOMBOURG.

De Paris à Hombourg, les moyens de communication ne sont ni moins faciles, ni moins nombreux. On peut s'y rendre :

1° Par Metz ;
2° Par Strasbourg ;
3° Par Bâle ;
4° Par Bruxelles.

1re ROUTE.

Par Metz.

De Paris à Metz, malle-poste ou diligence ;
De Metz à Mayence, idem ;
De Mayence à Francfort, chemin de fer ;
De Francfort à Hombourg, omnibus.
Cette route, la plus ordinairement suivie, se fait en 48 ou 50 heures, sauf le cas où l'on désire séjourner et coucher en route.

2e ROUTE.

Par Strasbourg.

De Paris à Strasbourg, malle-poste et diligence ;
De Strasbourg à Mayence, bateau à vapeur ;
De Mayence à Hombourg, voir 1re route.

3e ROUTE.

Par Bâle.

De Paris à Mulhouse, diligences ;
De Mulhouse à Bâle, chemin de fer :

De Bâle à Strasbourg, bateaux à vapeur ou chemin de fer ;

De Strasbourg à Mayence , bateaux à vapeur ;

De Mayence à Francfort, chemin de fer ;

De Francfort à Hombourg, omnibus.

4ᵉ ROUTE.

Par Bruxelles.

De Paris à Bruxelles, malle-poste ou diligence ;

De Bruxelles à Liége , chemin de fer ;

De Liége à Cologne, diligences ;

De Cologne à Mayence, bateaux à vapeur ;

De Mayence à Francfort, chemin de fer ;

De Francfort à Hombourg, omnibus.

De toutes parts, comme on le voit, les chemins de fer et les bateaux à vapeur rendent faciles les moyens de communication avec Hombourg. L'affluence des voyageurs qui parcourent chaque année la ligne du Rhin, prouve combien est grande cette facilité. — Pour en donner une idée , il suffira de dire que trois Compagnies de bateaux à vapeur à Rotterdam, Cologne et Dusseldorf exploitent le cours du Rhin et transportent , pendant la belle saison, environ 400,000 personnes. On estime que ce nombre s'élèvera à 7 ou 800,000, lorsque le chemin de fer de Cologne à la frontière belge sera terminé ; car alors, ainsi que nous l'avons dit plus haut, on se rendra de Londres sur les bords du Rhin en 22 heures, par paquebot et chemin de fer.

Et aussitôt que les chemins de fer, déjà si avancés en Belgique, viendront se relier à la frontière française, à Valenciennes, on n'aura plus qu'un trajet de 18 heures à faire en diligence pour s'y rendre de Paris.

Enfin de tout le midi de la France, de l'Italie, des villes de l'Adriatique, c'est avec la plus complète facilité que l'on peut arriver à Hombourg : de Venise, de Milan, de Turin, de Genève, de Marseille, de Lyon, etc. Des routes directes, desservies par des voitures publiques, viennent aboutir à Schaffhouse et à Bâle. De là à Hombourg, le Rhin procure un voyage prompt et agréable.

Le succès obtenu depuis quelques années par les bains de Hombourg, ne peut donc que s'accroître et aller toujours en augmentant.

L'analyse et le tableau des propriétés de ses eaux, prouveront que, sous le rapport de l'utilité médicale, Hombourg n'a pas moins d'attraits que pour ses agrémens.

PROPRIÉTÉS ET ANALYSE DES EAUX DE HOMBOURG.

SOURCE D'ÉLISABETH.

Le docteur Liebig, célèbre professeur de chimie à l'université de Giessen, et dont les paroles sont des oracles pour l'Allemagne, pense que parmi les sources d'eaux minérales que l'Allemagne renferme, il n'y en a pas d'aussi riches en substances efficaces et médicamenteuses que la source d'Elisabeth à Hombourg.

L'eau de cette source est employée avec le plus heureux succès dans les maladies suivantes :

1º Abondance de glaires dans le bas-ventre, caractérisée par le dégoût des alimens, des vomissemens chroniques, la constipation, des aigreurs d'estomac, des vents, etc.;

2° Surabondance de sang dans le bas-ventre, dont les conséquences sont : l'atonie de quelques organes, particulièrement du foie, une obésité morbifique, l'engorgement des canaux intestinaux, la mauvaise circulation du sang, l'hypocondrie, des inflammations chroniques dans les intestins;

3° L'interruption du flux hémorroïdal;

4° La suppression menstruelle et les maux qu'elle entraîne, tels que les pâles couleurs et les convulsions épileptiques;

5° Engorgement glaireux des poumons, sous la forme de catarrhes glaireux et d'asthmes;

6° Toux et crachement de sang provenant de la suppression des hémorroïdes;

7° Vices de secrétion du sang;

8° Scrophules, gonflement des glandes, abcès et exanthèmes.

D'après l'analyse qu'a faite de cette eau le professeur Liebig, il s'y trouve sur cent parties,

SAVOIR :

1,030661 chlorure de sodium.
0,004967 sulfate de soude.
0,101029 chlorure de calcium.
0,101457   dito   de magnesium.
0,004112 silice.
0,143106 carbonate de chaux.
0,026219   dito   de magnésie.
0,006020 protocarbonate de fer.
0,281000 gaz carbonique libre.
____
1,698571

Au poids, une livre de l'eau de cette source contient donc :

SAVOIR :

Grains.

    79,1547 chlorure de sodium.
     0,3809 sulfate de soude.
     7,7568 chlorure de calcium.
     7,7670   dito   de magnesium.
     0,3157 silice.
    10,9824 carbonate de chaux.
     2,0111   dito   de magnésie.
     0,4608 protocarbonate de fer.
    21,4808 gaz carbonique libre.
    ─────────
   130,3102

Le nombre de cures obtenues dans des cas de maladies que nous venons de citer est déjà fort considérable. Il sera facile aux praticiens de reconnaître, par l'analyse ci-dessus, combien l'eau de cette source est efficace dans toutes ces maladies.

Quant au régime à suivre, il est facile et nécessite peu de privations. En général l'eau se boit le matin à jeun en commençant par un verre et en augmentant successivement la dose jusqu'à une bouteille. La promenade au grand air, pendant une ou deux heures à l'instant où l'on boit, est ordinairement recommandée et produit les meilleurs effets. A cet égard, du reste, le tempérament de chaque malade doit être consulté; sur ce point, nous le répétons, on trouvera à Hombourg tous les conseils nécessaires, soit auprès des médecins éclairés de la localité, soit auprès des médecins les plus distingués de Francfort qui se rendent journellement à Hombourg, où presque tous ont des malades à soigner.

SOURCE POUR LES BAINS.

Sur une livre d'eau, il y a,

1° En substance gazeuse, **22,728** pouces cubes d'acide carbonique, à 9 degrés du thermomètre de Réaumur et à 28 pouces de pression ;

2° En substances solides :

       0,212 sulfate de chaux.
      15,285 chlorure de calcium.
       0,002 brômure de magnésium.
       5,904 chrolure de magnésium.
       0,384 chrolure de potassium.
     108,392 chlorure de sodium.
       0,164 silice
       0,480 protocarbonate de fer.
       0,054 alumine.
       9,698 carbonate de chaux.
       2,485 carbonate de magnésie.
      ─────────
     143,060

Les effets de cette eau répondent à son analyse, c'est-à-dire, qu'elle est de la plus grande efficacité dans les affections dartreuses ou scrophuleuses les plus invétérées, etc. — Dans certains cas, on ajoute à ces bains de l'*eau-mère* tirée des salines avoisinant Hombourg, et qui contient en fortes quantités des combinaisons de brôme et d'iode.

EAU-MÈRE.

On appelle ainsi le résidu liquide qui reste dans les chaudières, lorsque, après l'évaporation de l'eau, le sel commun a été cristallisé et séparé.

Ce résidu est gras au toucher, mais un peu moins consistant que de l'huile; lorsqu'on le met en contact avec la peau, celle-ci se couvre de petites écailles comme si on s'était lavé avec du chlorure de calcium. — Son goût est amer et affecte fortement les nerfs.

Plusieurs analyses de l'eau-mère ont été faites à diverses époques et chaque fois on y a reconnu à fortes doses l'iode et le brôme.

C'est l'emploi de cette eau-mère dans les bains d'eau minérale de Hombourg qui en rend l'efficacité certaine pour toutes les maladies scrofuleuses et chroniques les plus compliquées. Une considération de si haute importance, doit appeler l'attention des médecins de tous les pays, comme elle a déjà éveillé celle des premiers docteurs de l'Allemagne.

Nota. L'eau de la source Élisabeth s'expédie au loin, en cruchons ou demi-cruchons, et même en bouteilles, suivant les demandes que l'on adresse, affranchies, au Directeur des Eaux minérales du Landgrave de Hesse-Hombourg, à Hombourg-ès-Monts, près Francfort-sur-le-Mein.

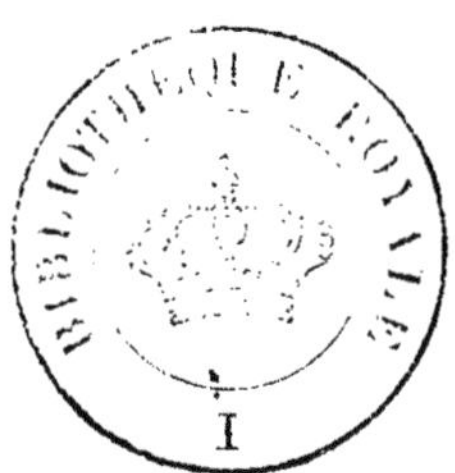

IMPRIMERIE ET LITHOGRAPHIE DE MAULDE ET RENOU,
Rue Bailleul, 9 et 11, près du Louvre.